AF586264

LES

ANNONCES MÉDICALES

LES

ANNONCES MÉDICALES

Lu à la séance publique annuelle
de la Société nationale de médecine de Lyon

PAR

LE DOCTEUR P. DIDAY
Secrétaire général.

PARIS
ASSELIN ET Cᵉ, LIBRAIRE DE LA FACULTÉ DE MÉDECINE
place de l'École-de-Médecine.
LYON
LIBRAIRIE GÉNÉRALE HENRI GEORG
65, rue de la République.
1882

A M. L. BARTHENS

DIRECTEUR DU « COURRIER DE LYON ».

Mon cher Directeur,

A travers les mille heurs et heurts de votre longue carrière de journaliste, gageons que vous voyez pour la première fois ceci : un solliciteur venant vous remercier de l'avoir éconduit !

Tel est mon cas, pourtant ; telle est, vis-à-vis de vous, ma situation exacte.

Le 3 février dernier, je vous priais de vouloir bien faire rendre compte, dans le *Courrier*, de la prochaine séance publique annuelle de notre Société de médecine. J'insistais par écrit. Je suppliais même, devant prononcer, ce jour-là, certain morceau concernant les ANNONCES MÉDICALES ; plaidoyer duquel je reconnais volontiers, cher directeur, que toute votre ingéniosité, même servie par vos plus subtils aides de camp, eût eu quelque peine à faire un *pro domô... tuâ !*

La séance a eu lieu le 6 février, il y a deux mois aujourd'hui, et le *Courrier* reste muet.

Est-ce, chez vous, indifférence aux petites choses de la région, de la cité?... Non : rien, sinon votre habileté, n'égale votre diligence à les mettre au point, voire à les transformer en *événements*, dans votre feuille si sympathique à tous.

Ceci dénote-t-il tiédeur envers ma personne?... Comment supposer rien de semblable chez celui qui, tout naguère encore, me traitait dans son *premier Lyon*, de « notre spirituel collaborateur et ami? »

Serait-ce, au contraire, que charitablement on ait voulu m'épargner l'écrasement d'une réfutation magistrale?... Tant d'égards pour mon calleux épiderme! Comme si, après quarante et un ans révolus de journalisme militant, il pouvait être sensible à autre chose qu'à l'affront de se voir ménagé !

Ces trois explications tombant, une seule subsiste : une seule dont je ne me donnerai pas l'inutile satisfaction d'étaler ici, par le menu, les preuves surabondantes, mais qui s'impose à ma modestie avec une telle force que, sans même avoir été formulée, cette explication sous-entendue vaut pour mon œuvre la plus précieuse des recommandations et des préfaces.

LES ANNONCES MÉDICALES[1]

« Deux sortes de gens ont le don de me mettre en fuite, nous dit un vieil auteur : ceux qui annoncent qu'ils vont parler au nom de la morale ; ceux qui annoncent qu'ils vont parler au nom de la raison. » Profitez de l'avis, chers auditeurs. C'est à vous, plus qu'à moi, qu'il s'adresse ; car j'aimerais encore mieux prêcher ici dans le désert, que vous prendre en traître.... Personne ne bouge ! Allons ! votre flatteuse confiance aura sa récompense ; je vais glisser sur vos devoirs pour vous entretenir surtout de vos intérêts : oui, de *nos intérêts* ; et ce mot mal sonnant, je puis le prononcer haut, devant une corporation qui a cet honneur, cette chance que ses intérêts à elle, de quelque point de vue qu'on les considère, sont liés par une indivisible solidarité avec les intérêts sociaux les plus purs, les plus élevés.

Mon sermon, naturellement, comprend trois points : le mal, ses effets, son remède.

(1) Lu à la séance publique annuelle de la Société de médecine.

§ 1. — LE MAL.

Le mal!... Faut-il donc le nommer? Il est là, sous nos yeux : il foisonne, il pullule, il grouille, fermente, déborde, se multipliant par les miasmes qu'il engendre, renaissant de ses propres excès, de ses luttes intestines contre lui-même. Nous ne le connaissons que trop ce Protée *nostras*, insidieux ou cynique, tour à tour rampant, hâbleur, patelin, matamore ; bravant et buvant toute honte ; soir et matin embusqué à l'angle suspect d'une colonne de bas étage où, philanthrope de nouvelle espèce, il a trouvé moyen de prendre au passant, d'un seul coup, la bourse et la vie.

Le métier, du reste, est à la portée de tous, et l'apprentissage aisé autant que l'exploitation fructueuse. — Cabarro s'ennuyait dans son officine déserte. Un jour de pluie, en deux temps, vli vlan, ce puissant génie n'a-t-il pas trouvé l'injection « *seule infaillible*, la seule qui guérisse *en trois jours* » ! Qu'on se le dise ! Et on se le dira, s'il a passé à la caisse. — Le malheur est bien qu'il existait déjà un arcane d'égale valeur, et, lui aussi, également signalé dans la même feuille, comme l'*unique infaillible*. Mais bah ! en se serrant un peu... Dans un journal comme dans un Etat bien ordonné, n'y a-t-il pas, pour tout le monde, place au soleil?

Au soleil!... Eh ! tenez, Yrian était photographe, estimé photographe. « Puisque je manie les appareils reproducteurs, se dit-il, qui pourra me croire étranger à l'appareil de la reproduction ? Bonne référence pour me poser médecin de ses maladies. » Et le voilà urologiste en vogue, sinon en titre; lançant prospectus et défis; courbant tous les cas sous l'uniforme niveau de sa *méthode*, copiée de ci de là dans nos vieux formulaires ; semant sur sa route rétrécissements, orchites, cystites ; et, par un tour du métier, donnant bravement les accidents de sa pratique pour justification de l'impuissance de cette pratique. « Vous vous plaignez d'avoir une cystite ! Et moi donc ! C'est la complication qui nous fait le plus de tort. Oh ! d'abord, moi, dès qu'un malade a la cystite, je ne réponds plus de rien. »

Mais brisons là : l'aimable *collègue* daigne parfois me recommander, dans les cas extrêmes; et l'ingratitude est un si vilain défaut, que j'ai voulu m'acquitter en lui faisant ici un bout de réclame gratuite.

Car ils en sont là : tout leur est bon ; tout fait ventre à ce monstre. « Cinglez donc sa joue de la lanière de Némésis, disais-je à un publiciste en situation d'agir à sa guise ; clouez le faquin au pilori portant en toutes lettres son nom propre... *propre !...*

— « Oh ! que non pas, me répondit l'avisé critique ; je craindrais trop....

— « Eh ! quoi donc ? son huissier ? ses témoins ?...

— « Pis que tout cela.

— « Pis !

— « Oui, ses remercîments. »

Ne les accusons pas trop cependant ; ou plutôt ne les accusons pas eux seuls. L'audace de cette tourbe s'allume à une connivence dont ils sont trop sûrs. Car, que pourrait l'escroc sans le recéleur ? Juste ce que pourrait le charlatan sans l'annonceur. Mais, Dieu merci, ils n'ont pas à craindre cet échec. Aucune de leurs élucubrations a-t-elle jamais subi l'affront d'un ajournement ? Si *le papier supporte tout* est un dicton vrai, il l'est surtout du papier de derrière la deuxième feuille.

Soutenant, un jour, ce propos en présence d'un ami qui, parce qu'il me connaît depuis longtemps, me faisait l'honneur de croire à la conscience des journalistes : « Non, vous les calomniez, s'écria-t-il dans un beau mouvement. Assurément, en ce genre, ils laissent passer beaucoup de choses par inadvertance, ou parce que, ignorants en médecine, ils y sont eux-mêmes les premiers trompés. Mais il est cependant des choses que vous ne leur feriez point accepter. Il est des bornes... »

— « Des bornes !... lui dis-je, en écrivant d'inspiration quelques lignes sur le coin de ma table. Tenez : je mets sous enveloppe, avec trois francs en timbres. Je cachète, j'affranchis. Faites-moi le plaisir de jeter ceci à la poste ; dès demain vous m'en direz des nouvelles. »

Et le lendemain ?

Le lendemain, mon pauvre camarade revenait converti, l'oreille basse. Je ne vous priverai pas de mon petit chef-d'œuvre, Messieurs. Le voici, tel qu'il s'étalait en bon lieu, dans l'une de nos deux feuilles populaires, tel que j'aurais pu, pour mon argent, le faire reproduire tous les jours, trois mois durant, par tous les *organes de l'opinion :*

Dr R..., rue Désirée, 8, au 3me, guérit gratis toutes les maladies, en deux heures et demie.

Oui, vous l'avez bien entendu : et je l'ai souligné pour vous faire mesurer, à côté de la tolérance du bon public, celle des gens d'esprit et de cœur qui se sont, ils le disent, donné mission de quotidiennement l'éclairer et de l'instruire ! Mais qui donc oserait le leur reprocher ? Et où s'égare mon humeur chagrine? Eh quoi! tandis que nos docteurs patentés se font payer comptant un avis incertain qui ne guérit — s'il ne tue, — qu'au prix de longs tâtonnements et de plus longs délais, voilà un bienfaiteur qui pousse le dévoûment jusqu'à payer pour leur donner son adresse, les attendant là, toute la journée, pour les délivrer gratis de toutes leurs misères, en moins de temps qu'on n'en met à revenir de Chaponost ou de Brindas. Et l'on ferait un crime au journaliste de vulgariser de pareilles abnégations!

Bien entendu, le docteur P. D. ne se refusa point l'amusement d'aller voir la queue qui déjà s'allongeait à la porte de son expéditif confrère, le docteur R...

Mais, à côté de ce type créé à plaisir, que de réalités, si mon pinceau voulait les reproduire, auraient, en moins d'une journée, séché ma palette! Comptez, si vous pouvez, tous les vins, cigares, farines, pâtes, mixtures, tous les robs, sirops, thés, topiques, toutes les rinçures de fioles et râclures de bassines, qui émergent du néant, à chaque aurore nouvelle! Comptez : la besogne est peu alléchante, mais le texte explicatif! Oh! le texte!! L'un a guéri... *le Pape!* — L'autre, le croiriez-vous? vient à bout, sans mercure, des blennorrhagies. — Celui-ci, posé sur la hanche, « défie qui que ce soit d'affirmer comme lui la guérison certaine et rapide de toutes les *maladies*, etc. » — Mais ce n'est plus qui que ce *soit*, c'est qui que ce *fût* que son rival mieux inspiré prend à témoin quand il « offre 10,000 fr. à toute personne qui déclarera n'avoir pas été *rappelée à la vie* par son spécifique!! » — Les ferrugineux donnent bien quelque mal aux clients qui voudraient prendre le meilleur; car, sur la même page, il ne s'en étale jamais moins de 4 ou 5, tous prônés comme *seul efficace*, par des Académies, des Facultés, des professeurs, des sommités tellement connues qu'on se dispense d'écrire leur nom !

Mais c'est le choix d'un dépuratif qui doit créer à cette clientèle le plus sérieux embarras. Et pourtant il y a péril en la demeure. Car, règle générale, tout homme est impur, puisqu'il doit, est-il dit dans son intérêt, se purifier à chaque retour de saison ! Or, on me crie bien de gauche que « deux pilules de... prises le matin, sans aucun régime, guérissent la masse du sang, corrigent les humeurs, expulsent la corruption, les acides, la bile, les glaires, les matières âcres, vicieuses, muqueuses, corrosives, source de toutes les maladies. » — Mais, répond-on de droite, « un potage, un simple potage, — Dieu ! quelle soupe le gaillard trempe là à son voisin ! — guérit les dyspepsies, gastralgies, phthisies, dyssenteries, vomissements, insomnies, *constipation et diarrhée* — bravo ! — l'anémie, le manque d'appétit et l'énergie vitale. » Guérir l'*énergie vitale !* Oh ! l'espiègle bonimenteur capable d'un pareil tour n'est pas un étranger pour nous. Je connais au moins sa famille. Ne descend-il pas, par la Grand'Côte, de ce vieux brave canut qui, l'œil vidé par le père Cartier, dans une opération de cataracte : « Merci, M. le médecin, lui répétait-il, oh merci ! pour la peine que vous avez prise de me *guérir de la vue !* »

De ces admirables effets, outre nos affirmations, vous faut-il quelques preuves ? Nos spécifiques ne redoutent ni comparaison, ni enquête. Pour l'innocuité, d'abord, ils sont tous exclusivement végétaux. Or, il est bien reconnu — témoins la noix vomique, l'opium, la belladone — qu'aucun végétal n'est toxique, à l'inverse « de cet infâme mercure, et du copahu qui, on le sait en dépit des mensonges de la médecine, du copahu qui, comme le nitrate d'argent, *n'est pas autre chose que du mercure ! !* »

Quant à l'efficacité de nos dépuratifs, si vous ne nous croyez pas sur parole, eh ! mon Dieu, adressez-vous... *à ceux qui en font usage!* D'ailleurs nous possédons vingt mille lettres, plus authentiques les unes que les autres : celle, entre autres, de Mme de B..., cette riche comtesse qui fait un usage de pauvre; celle surtout d'un certain curé dont la loyauté professionnelle et la diarrhée légendaire ont chacune également leurs papiers en règle.

Mais ces preuves de fait vous paraissent-elles trop pénibles à recueillir, à contrôler? Voici une explication physiologique dont la limpidité équivaut à une démonstration expérimentale. Écoutez : « Ce serait une grave erreur de croire que les humeurs ne s'éliminent que par les intestins et les voies urinaires. Elles s'exhalent encore et surtout par tous les pores de la peau ; or, le sirop de X... jouit, au plus haut degré, de la propriété d'exciter et d'activer les fonctions de la peau. Une fois entré dans le torrent de la circulation, il fouette vivement le sang qui se réchauffe et se sépare des humeurs qui restent froides ; celles-ci repoussées s'échappent alors par tous les pores tant intérieurs qu'extérieurs. Et on sait que les humeurs renferment toujours des principes âcres, caustiques et acides, ce qui explique que la peau peut, à leur contact, se couvrir de boutons et de rougeurs, tout comme au contact d'un insecte vénérien. »

Que dites-vous de la chute ? Cette page de pathologie générale péchait bien, il faut l'avouer, par tant soit peu d'obscurité. Mais l'*insecte vénérien* dissipe tout nuage. Et, n'en déplaise à Pasteur, si ce n'est pas là le meilleur, c'est, à coup sûr, le plus inattendu des services que les microbes auront rendu à la médecine.

Continuons, la richesse du butin m'y invite, à cueillir au

hasard : « Guérison sans douleurs, et même *à Monplaisir*, de la surdité, des cancers, des maladies de matrice, du croup, de la phthisie, etc. » (L'*et cœtera* était-il nécessaire ?)

Mais, à quoi bon prendre le tramway ? Sans sortir de Lyon, rue Centrale, n°..., à l'entresol : « Plus de cancers, hémorrhoïdes, hernies, loupes et cors aux pieds. » Pends-toi, pour le coup, brave Fontanarose ; pauvre vieux bonhomme dont l'élixir ne guérissait que :

La paralysie,
Et l'apoplexie,
Et la pleurésie,
Et tous les tourments ;
Jusqu'à la folie,
La mélancolie,
Et la jalousie,
Et le mal de dents !

Pends-toi ! ou viens me demander le numéro de ce fameux entresol !

§ 2. — LES CONSÉQUENCES.

Mais laissons là ce fumier et, si vous le voulez, Messieurs, changeons aussi de ton. Quelque dignes qu'elles nous semblent d'abord du pinceau d'Hervé ou de Lecoq, des insanités de ce caractère, des insanités voulues, réfléchies, persistantes, ne tardent pas à faire naître un tout autre sentiment. Que le pur moraliste, qui voit de haut et de loin, en sourie à son aise. Pour le philanthrope éclairé et pratique, en contact incessant avec les misères sociales, j'ai dit pour un vrai médecin, le rire ici n'est que trop près des larmes.

Où s'alimentent en effet ces maraudeurs? Quel bas-fond prête son support à leur malsaine culture?

«Ignorance et crédulité», me répondra-t-on! Oui, sans doute. Mais cela n'explique pas tout. Est-ce seulement à la bêtise humaine que font appel deux industries similaires éternellement prospères, l'inventeur de miracles et le voleur à l'américaine? Non: l'ineptie proverbiale de leurs pauvres dupes compte bien comme condition essentielle de succès. Mais il en faut une autre: il faut une *passion* qui pousse la dupe non-seulement à croire, mais à agir, à donner son argent en signe de sa foi. Aussi voit-on le thaumaturge spéculer sur la peur et l'espoir des compensations éternelles, le détrousseur de naïfs mettre en jeu la séduction d'immondes entraînements; et cela suffit, — cela suffit, mais il faut tout cela, — pour que le tour soit joué.

Eclaircissons ceci par quelque exemple. Il est une affection dont le nom seul fait frémir les plus braves. S'y est-on exposé? on se sent déjà atteint. L'a-t-on prise? on s'en voit rongé le reste de ses jours. Et l'horreur du mal est encore dépassée par l'horreur de son antidote. C'est en vain que la science, en vain que l'expérience à la portée de tous luttent depuis des siècles, avec la force de l'évidence, contre un préjugé plus meurtrier que le fléau lui-même.

Eh bien! ce préjugé fatal que nous voudrions à tout prix dissiper, nous médecins, « Si je pouvais l'épaissir, s'est dit le courtier d'annonces, quelle fortune! Qu'importent les transes, les affolements, le désespoir, le suicide que vont semer ces prospectus terrifiants, pourvu que j'écoule mes produits! » Ainsi fait-il, s'en donnant à cœur-joie, tondant sans pitié et jusqu'à la chair vive dans le docile troupeau que lui livre l'incurie sociale.

O vous, pasteurs des hommes, députés et sénateurs attendris, touchés jusqu'aux larmes, avant l'élection, des souffrances du peuple, et qui vous croyez quittes envers lui lorsque, à l'issue d'une session, voire d'une législature, vous venez fièrement étaler la parfaite correction de sept ou huit votes sur les profondes dissidences qui séparent de l'épaisseur d'un cheveu vos groupes irréconciliables, voulez-vous enfin connaître ces misères dont se nourrissent tant d'ambitions et tant de programmes? Venez dans nos cabinets de consultation; non, je vous en prie, n'y venez, cette fois, si vous voulez, qu'en simples spectateurs. C'est là que se pansent — ou que se pallient, hélas! — les plaies que vous laissez s'ouvrir et creuser; venez là étudier l'invincible obstacle où se brisent nos efforts. Cet adolescent est sain, absolument sain. Mais il a péché, et son journal, chaque matin, lui prouve qu'il n'en sera pas quitte pour le remords. Rien ne paraît cependant. « C'est le mal qui couve! lui dit-on, » et voici son courage vaincu, sa carrière brisée, son sommeil à jamais hanté de spectres hideux! — Cet époux s'est lassé du pâté d'anguille, et il lui en cuit d'avoir voulu comparer. Après vingt fioles inutilement consommées du dépuratif infaillible, il vient à nous; et pour la médecine, ce ne serait qu'un jeu de le guérir. Vain espoir et repentir tardif! La réclame avait passé par là. On a su lui inspirer une telle épouvante du spécifique indispensable, que, faute d'y recourir, le malheureux, après avoir infecté femme et enfants, va mourir incurable. — Tel anémique, tel paralytique en herbe, renaîtrait par les bains de mer, par la régularité des repas et du sommeil, le séjour aux champs, le renoncement à d'absorbantes préoccupations volontairement créées et entretenues. Mais tout ceci exige quelque effort; et voici un nouveau remède qui, sans rien changer aux habitudes du malade, « se fixe sur ses globules appauvris et enrichit toute la masse du sang ! » A qui pensez-vous qu'échoira la préférence de l'affairé client ? A celui qui l'exile à Cannes, ou à celui qui l'envoie seulement à la droguerie voisine ? — Je soignais depuis assez longtemps une brave dévideuse originairement menacée de tuberculose pulmonaire. Elle m'était une cliente aussi chère que fidèle. Grâce à un échange ininterrompu de confiance et de dévoûment, je la voyais approcher en paix de sa 24me année, et bientôt nous allions doubler le cap de désespérance, lorsqu'un hiver se passe sans que je l'aie reçue. Je m'inquiète, je m'informe, et j'apprends... quoi ? Tout simplement qu'elle avait lu le fameux *conseil à suivre* et... l'avait suivi. « Deux ou trois capsules avant le repas, à raison de 15 centimes par jour, lui répétait à satiété son journal, suffisent pour obtenir rapidement un bien-être que trop souvent vous avez cherché en vain dans un grand nombre de médicaments compliqués et dispendieux. » Elle le crut ; elle fit sans hésiter ce traitement aussi économique que sûr ; et c'est au meilleur compte possible, en effet, que la pauvre fille venait de terminer le seul voyage pour lequel il n'est point délivré de billets de retour.

Mais n'assombrissons pas ces teintes lugubres. Un autre côté du tableau est mieux fait pour fixer les regards d'un enfant du siècle. Et celui-ci, vous n'avez pas à le chercher : il s'étale, il se pavane, il affronte et provoque. Pas une feuille périodique qui n'en pare son recto et son verso ; pas une colonne du boulevard qui ne vous l'offre *intùs* et *extrà*. Supposons quelque honnête provincial embarrassé — oh ! pure hypothèse ! — sur l'emploi de sa soirée parisienne.

Dès le dessert, d'abord, édifié par les enseignements et les renseignements d'une presse aphrodisiaque; embrasé au contact des enluminures rebondies de la *Gazette amusante*; éméché par les *mots de la fin*, s'il rougit encore de quelque chose, ce sera à coup sûr d'avoir tant attendu pour se mettre *dans le mouvement*. Le chapitre des voies et moyens l'arrête-t-il un instant? Oh! mais les annonces sont là. Quelques cuillerées de l'élixir de B.. se chargent, en quelques minutes, de le rendre fort comme un Turc. Une feuille spéciale, dont le titre seul rappelle Lesage, lui relève, à son tour, le moral par sa chronique à double sens et ses *premiers Paphos* sans équivoques possibles. Tout à côté, d'ailleurs, quatre mixtures infaillibles se disputent l'honneur de prévenir, de détruire au besoin, et avec la rapidité du coup de piston, les fâcheuses conséquences de cet excès de vigueur aventureusement dépensée. Hésite-t-il enfin sur la question de lieu? Le *mieux informé* de nos journaux quotidiens est aussi, en ces matières, le *mieux informant !*

Inhabile au maniement du microscope, je n'ai usé de la lentille que pour photographier, strictement photographier. Aussi puis-je maintenant vous demander, en toute sécurité de conscience: Ai-je exagéré, quand je dis que les annonces médicales ne prospèrent qu'en allumant, qu'en chauffant au rouge blanc les passions les plus pernicieuses à l'homme et à la société; que unies, dans un but commun, à leurs dignes sœurs, aux annonces financières, elles n'enrichissent ceux qui les rédigent qu'aux dépens de la bourse, de la vie, de l'honneur de ceux qui les lisent?

Tout ceci paraît grave, n'est-ce pas, car tout ceci n'est que trop et de plus en plus justifié. Faible tort pourtant, à mes yeux, et le moindre de mes griefs contre la gent réclamiste.

Qu'importe au philosophe la nomenclature des mécomptes ou des malheurs individuels ? Que lui importe même ce vaste filet à mystifiés qui, chaque matin, ramasse une moitié du monde soi-disant civilisé pour le servir en pâture à l'autre moitié ? C'était affaire à la fricassée de se défendre du pêcheur. Peut-elle se plaindre que l'hameçon fût imperceptible ou dissimulé ? Ce qui me fait peur, à moi, ce qui m'arrache le cri d'alarme, ce ne sont point quelques naufrages toujours plus ou moins mérités, c'est le gouffre où je vois s'engloutir, avec l'esprit français, notre dignité, nos mœurs, nos vertus nationales.

Sans passion, sans foi, sans verve et sans syntaxe, que la plume ataxique d'un petit-fils de Marat, d'un nouveau marquis de Sade enfante une de ces turpitudes qui marquent son siècle d'une indélébile tache de sang et de boue ; le mal est réel, mais il se limite de lui-même, puisque le livre honteux est seul à le propager, comme le monstrueux auteur fut seul à le concevoir.

Le mal grandit sans doute si une loi supprimant autorisation et cautionnement permet à la presse de se faire le porte-voix quotidien de l'œuvre subversive ou perverse. Oui, le mal a grandi; mais il a encore son frein. Car que sert au folliculaire la liberté de voir le jour si la note de son imprimeur doit rester en souffrance ?

Longtemps, en effet, parmi nous, ce frein fut suffisant, Messieurs. Le succès commercial d'un journal donnant alors la mesure de sa valeur littéraire et morale, c'aurait été non-seulement une mauvaise action, mais de *mauvaises actions* que celles employées à fonder, ce que nous voyons aujourd'hui croître et multiplier, une de ces feuilles, digne messagère et complaisant instrument de toutes les palinodies politiques, de toutes les souillures du foyer domestique. Et le dégoût, avant la réprobation publique, aurait, en quelques semaines, coupé les vivres au maladroit impresario, restant nu, conspué même par ses compagnons de trottoir.

C'est du trottoir aujourd'hui qu'il nous rend nos mépris; car avec la liste civile que les charlatans, les proxénètes, les lanceurs d'affaires lui font à l'envi, il se passe sans peine, que dis-je? il se passe avec délices des suffrages de l'opinion. « L'abonné!... Mais c'était du vieux jeu. Foin de son maigre apport, fluctuant, marchandé, vétilleux, et toujours moins porté à se donner qu'à se reprendre! Puis ça veut des signatures connues; ça tient à la *rédaction*. La rédaction!... Misère! About a du bon, je n'en disconviens pas, et le petit Daudet me fait parfois sourire. Mais pourquoi courir après ces espèces? Que je déclare seulement aujourd'hui un tirage à dix mille, et demain j'ai dans mon antichambre Simonnet, Cottet et Fournier. Voilà des noms : voilà ce que j'appelle des hommes d'une valeur positive. Voilà mes auteurs, à moi. Avec ceux-là, du moins, la copie n'est jamais en retard, et le jour du paiement, c'est moi qui donne quittance. »

En deux mots, commencez par signer un bon *traité pour les annonces;* puis foncez le corps du journal d'aussi plates ou dangereuses inepties qu'il en pourra contenir sans empiéter sur l'arche sainte, sur le vrai terrain nutritif, sur la quatrième page, et vous voilà rédacteur en chef influent, collègue des Bertin, des Girardin, des Nefftzer, des Bersot, membre de la Société des gens de lettres par-dessus le marché, et pourquoi pas, quelque jour, candidat au 40me fauteuil!...

§ 3. — LES REMÈDES.

Ils existent, et j'en ai plein les mains. Mais suffit-il de prescrire ? Et, avant tout, le malade veut-il être guéri ?

L'instruction, nous dit-on, va faire ce miracle. Hélas ! mieux elle saura lire, plus la gent exploitable multiplie ses chances d'être exploitée. Est-ce d'illettrés, s'il vous plaît, que se composait la clientèle du *docteur noir*, du *zouave Jacob*, de toutes les Stéphanies ou Camilles extra-lucides ? Les ingénieurs, les hauts fonctionnaires, les académiciens n'y disputaient-ils pas aux rustres les strapontins de la salle d'attente ? Lorsque jadis nous poursuivîmes, pour cause d'exercice illégal, la voyante Bressac, un magistrat ne s'est-il pas trouvé à Lyon et un à Grenoble, pour nous répondre : « Je la condamnerai, docteur ; la loi est là. Mais je ne vous cache point que moi et ma famille nous sommes ses clients. »

Encore la chère demoiselle faisait-elle certains frais de mise en scène. Mais l'*annoncier* se donne moins de mal ; et il n'en réussit que mieux. O saint et suprême empire de la lettre moulée! Toi seul peux nous expliquer l'inexplicable mystère. Qu'un inconnu, à brûle-pourpoint, vous crie : « Je suis un génie, un philanthrope par-dessus le marché ; et je guéris, gratis, en trois jours, une maladie de vingt ans ! » — « Quel jobard, dites-vous en lui tournant les talons ; quel jobard ! Mais moi ! moi ! pour qui me prend-il donc ? » Patience, ce qu'il vous disait hier, que demain il l'écrive... non, pardon, qu'il l'imprime, et vous courrez vider entre ses mains votre porte-monnaie.

Le fretin voulant obstinément passer par la poêle à frire, n'y a-t-il rien à espérer de ceux qui en tiennent le manche ? Ma profession me désignant, parmi eux les plus éclairés et les plus humains, une certaine notoriété, d'ailleurs, me donnant quelque chance de les rendre attentifs, c'est à mes collègues, c'est aux rédacteurs des journaux de médecine, que j'ai adressé cet appel. Qu'en est-il advenu ?

« J'ai vu des personnes très-recommandables qui m'ont dit des choses fort extraordinaires, » répétait tous les matins, par forme de préambule, un de nos bons camarades d'internat, en s'asseyant à la table du réfectoire. Eh bien ! ce gai propos peut aussi me servir d'exorde, car j'ai eu la même bonne fortune. Oui, les personnes avec qui ce sujet m'a mis en rapport sont tellement recommandables que, en loyal argumentateur, je dois les nommer par leurs noms, ne voulant pas refuser à mes adversaires l'avantage que donne à leur thèse l'adhésion explicite d'aussi éminentes sommités.

Mais une question préjudicielle s'interpose, et qui a bien son importance, puisque c'est, dit-on, une question de vie ou de mort. « Arrêtez, me crient ensemble, alliés pour la commune défense, Félix Roubaud, Caffe, Bossu, Amédée Latour, arrêtez : sans le subside de l'annonce, le journalisme est impossible, et nous n'aurons plus qu'à mourir. »

Mourir ! Et vous croyez que la perspective m'effraye !... Mais mon stoïcisme à cet égard n'a rien de méritoire ; c'est, en quelque sorte, une vertu de famille. Le jour où, trop docile aux cris de l'émeute, Mirabeau, s'approchant du président de la Constituante : « Levez la séance, lui souffla-t-il à l'oreille, levez la séance, ou nous allons tous être tués. » Savez-vous quelle réponse lui fit mon parent, l'intrépide Mounier? Celle-là même que je puis aujourd'hui, sans péril, répéter à ces timorés collègues : « Tués! oh! tant mieux! Quand nous serons tous morts, mais tous, vous entendez, M. de Mirabeau, les choses n'en iront que mieux. » Oui, sur les ruines de notre journalisme décrépit, mort, gavé de l'indigeste pâtée Simonnet, avec quel orgueil j'entrevois ressuscitée l'ancienne presse médicale, où l'esprit français tenait en respect l'esprit yankee ; où une critique sainement fécondante couvrait les suppléments, réceptacle aujourd'hui, dépotoir, si vous voulez, d'un engrais d'autre sorte ; où vous vous étiez fait une si belle place, vous-mêmes, mes vieux amis, parce que la première, en ce temps-là, appartenait de droit au plus savant, au plus probe, au mieux disant! Un succès d'argent nous flattait alors par-dessus tous autres, puisqu'il était le vrai, le seul critérium du mérite. Et c'est avec fierté, quant à moi, que, à chaque fin d'exercice, je comptais, avec fierté que je rappelle ici les quinze cents francs de bénéfice que, bon an mal an, ma modeste *Gazette médicale de Lyon* m'a régulièrement rapportés, de 1858 à 1869.

Peut-être, après tout, était-il bon que même ce dernier exemple disparût ; que l'envahissement, que le déluge devînt universel. La gangrène ne triomphe du cancer qu'en le frappant tout entier.

Eh bien! il en est de l'égalité de réplétion comme de l'égalité d'inanition. C'est toujours de l'égalité. Tous les journaux étant aujourd'hui repus, c'est absolument comme s'ils étaient tous faméliques. La lutte pour l'existence n'ayant plus de raison d'être, c'est la lutte pour la suprématie qui sans doute va s'ouvrir ; et dès lors, et fatalement, le talent reprendra ses justes droits.

Mais n'anticipons pas, et revenons à nos gens. La situation où je les vois m'apitoie parfois, et, pour parler l'argot parisien, je la *trouve bien bonne*, quand je cesse de la *trouver mauvaise!* Leur triste cas les étourdit à ce point que, après s'être excusés sur l'impérieuse nécessité, ils font retour et bravement plaident *non coupable*.

« Ce n'est pas dans nos journaux, disait l'*Union médicale* de Paris, février 1863, que l'annonce est dangereuse. » Et plus tard, décembre 1863 : « L'annonce est moins dangereuse dans les journaux de médecine. »

Moins dangereuse !... Retenons le mot, le diminutif. Il nous dit clairement ce que vous pensez du danger dans les journaux non médicaux ! Mais cet aveu ne vous sauvera pas. Même nous en eût-il prié, confesser les péchés de notre prochain ne fut jamais un titre à obtenir l'indulgence pour nos propres fautes.

Réglons donc ce compte à part, s'il vous plaît, chers collègues. Deux lignes y suffisent. « Ce n'est pas dans les journaux de médecine, dites-vous, que l'annonce est dangereuse. » Pardon, c'est surtout dans les journaux de médecine. Comptez d'abord la multitude de confrères qui se laissent prendre à cet appât si onctueusement emmiellé ; puis le nombre proportionnel de malades qui pâtissent du fait de leur médecin induit en erreur. Enfin, remarquons-le, il y a là un crédit nouveau, une revivification en quelque sorte, aux yeux du vulgaire, pour la réclame. C'est alors une garantie, comme un brevet délivré par l'autorité compétente ; brevet qui à bon droit se paie double : car que ne vaut-elle pas l'approbation d'un remède, *réempruntée* par un *grand* journal à une feuille médicale !

« Les réclames exagèrent, nous l'avouons, dit à son tour l'*Abeille médicale* (février 1863). Mais, comme dans nos journaux, elles ne s'adressent qu'à des médecins, ceux-ci sont assez éclairés pour corriger l'exagération, et le mal ainsi est neutralisé. »

Assez éclairés, les confrères qui nous lisent! Ah! certes oui, en bon nombre du moins; je vous crois sur parole, et vous devez assez en gémir, car ce n'est point sur ceux-là que vous comptez pour avaler l'hameçon artistement suspendu à votre dernière page. Ils ont du tact, je l'accorde. Mais croyez-vous qu'ils puissent résister longtemps à la conspiration générale ourdie contre leur intelligence et leur discernement? Et ici je ne parle pas seulement des grossiers mensonges effrontément encadrés et numérotés à la file. Je veux surtout désigner une des plus jolies variétés de l'espèce, la réclame telle que le progrès moderne l'a faite et parfaite à notre usage spécial.

Plus elle s'élève, en effet, plus elle a l'air de s'épurer, plus elle affecte les allures scientifiques, et plus elle est ignoble et perfide. Je distingue encore assez bien, moi à qui l'habitude a donné un certain flair, je distingue assez bien, dans nos journaux médicaux, l'article payé par le directeur de l'article payé au directeur. Je sais démêler, et sans grande chance d'erreur, si une guérison de dyspepsie ou de chlorose a été publiée dans l'intérêt de la science ou dans l'intérêt d'une industrie.

Mais les lecteurs ordinaires! Mais ces chers et dignes confrères, éloignés des rouages secrets et qui ne voient que le mouvement produit, que pensent-ils et que ne doivent-ils pas croire, quand ils lisent, dans les plus décentes colonnes de leur journal favori, les merveilles de tel iodure, l'irrésistible action de tel crénate, le pouvoir souverain de tel succinophosphite! « Le docteur X... l'a expérimenté!.. L'honorable professeur Z... l'atteste avec ses titres divers, sa signature en toutes lettres et son adresse non moins lisible. » Oh! pour le coup, dira le moins ingénu de nous, le plus en garde contre de telles surprises, oh! pour le coup, on ne peut là soupçonner la réclame. Mais c'est de belle et bonne clinique; c'est de la science pure. Essayons donc. — Ainsi la commande s'enlève, commande dont en somme les frais sont toujours au compte du malade... ou de ses héritiers.

Et j'allais ajouter, avec un de nos devanciers : « Si le journaliste politique qui insère certaines annonces de remèdes s'expose à la peine de complicité d'homicide par imprudence, la circonstance de préméditation s'ajoute à la responsabilité qu'encourt, en pareil cas, le journaliste médical. » J'allais, dis-je, prendre cette conclusion pour mon compte, lorsque je me suis heurté à un argument dont je tiens les auteurs en telle estime, que, réduit à douter ou de leur raison ou de la mienne, je m'empresse de l'appeler argument *ad* et non *per absurdum*. Voici comment la chose arriva : c'est une histoire locale et toute récente.

En 1869, eut lieu le premier des mariages qu'ait consacrés notre ami Gailleton : l'union célébrée entre la *Gazette médicale de Lyon* et le *Journal de médecine de Lyon*. La future rachetait ses défauts par quelque supériorité financière, fruit tentant d'une maturité trop bien constatée. Mais le futur, aussi libre de préjugés que le comportait sa jeunesse, égalisait les apports en faisant figurer dans sa part une source de recettes que la communauté, selon lui, ne pouvait, sans inconséquence, refuser.

Je ne discutai pas, Messieurs. L'intérêt de la médecine lyonnaise exigeait cette fusion. Je la signai et de grand cœur, mais en protestant contre l'insertion des annonces dans le nouveau journal, et demandant, pour ma protestation écrite, une place dans notre acte de société.

Depuis ce temps, depuis douze ans, j'ai fidèlement collaboré ; j'ai fait, selon les ans et les forces, tout mon devoir, et ne crois point avoir été, pour mes chers collègues, un mauvais collègue. Leur accueil, chaque lundi, me l'atteste, d'ailleurs.

Or, plus j'y pense, moins je puis mettre en doute la sincérité de cette garantie. Sous un rapport, en effet, sous un seul, espérons-le, je me sens, je me sais particulièrement désagréable à cette aimable phalange de travailleurs d'élite. Et ce qu'il y a de grave, c'est que je ne veux point changer. Vous devinez, n'est-ce pas, le motif et l'occasion de nos petits conflits ?

Le calme, cependant, peu à peu m'était venu depuis notre entrée en ménage. Consciencieusement, je m'essayais à la philosophie de mon âge et de mon siècle. Et les quatre ou cinq ferrugineux, les six ou huit reconstituants qu'héberge notre arrière-boutique, y faisaient librement leurs fredaines hebdomadaires sans que je songeasse à déranger les jeux innocents de gens qui me donnent entre eux un si bel exemple de tolérance et de concorde. Je m'inclinais devant le procédé grâce auquel « les cheveux poussent avec abondance et se développent avec aisance ». L'élixir qui « guérit oppression, migraines, dyspepsies, fièvres et diarhées », me trouvait tout affable. J'avais un sourire de sympathie professionnelle pour son sournois de camarade qui « redonne l'élasticité aux membres et facilite la vigueur aux vieillards ». Pratiquant même jusqu'au bout la plus sublime des vertus chrétiennes, je laissais passer, comme ses trois aînées, une quatrième, « injection, vraie, seule infaillible qui guérit en trois jours les maux les plus anciens, les plus rebelles ».

Avais-je trop présumé de mes forces ! Hélas ! un grain de sable fait trébucher le plus solide. Je me sentis un jour, je l'avoue, moins de patience envers certain médicament soi-disant « physiologique, héroïque et inoffensif » ; simple « topique promettant la guérison prompte et certaine des abcès, hémorrhoïdes, tumeurs, affections cutanées, lésions vénériennes ou syphilitiques », et je crus devoir signaler à l'attention de mes collègues les homériques visées de ce héros de la réclame. — Le comité de rédaction passa à l'ordre du jour.

C'est une règle, en bonne police, de suspendre parfois la surveillance afin d'inspirer au délinquant une sécurité qui le pousse à des audaces compromettantes. Ainsi fis-je et ainsi recueillis-je. Deux ans plus tard, s'annonçait dans notre feuille la « guérison de la variole par... par un *baume* jouissant, dit l'auteur, de la propriété de guérir sûrement et avec une rapidité surprenante tous les cas, *pour ainsi dire*, de variole. C'est aussi, ajoute-t-il, un puissant préservatif. »

Oh ! pour le coup, me voilà sûr de mon fait, pensais-je. Mensonge patent, illusion pernicieuse, homicide *pour ainsi dire*. D'ailleurs, cette annonce n'est-elle pas condamnée d'avance par le journal même qui l'insère ? Lorsque dans le même numéro, juste en face de ce pathos malsain, au Bulletin sanitaire, on lit : « La maladie contre laquelle nous possédons un prophylactique aussi simple qu'efficace, la variole, continue à faire beaucoup de victimes, » qu'a voulu dire par là le rédacteur si autorisé ? Et lequel des deux préservatifs a-t-il eu en vue ? celui de gauche ou celui de droite ? La vaccine ou le baume ?... Allons, je me méfiais à tort de mes collègues. Sans ambage et sans crainte, posons-leur la question. Pour l'honneur de la médecine, pour leur propre honneur, ils ne peuvent souffrir que, aux yeux d'un seul lecteur, elle reste un seul instant douteuse !

Et le comité que fit-il?... Le comité?... Il passa à l'ordre du jour.

C'est bien fait, murmurais-je en moi-même fort triste.

Et tu n'as que ce que tu mérites. Car, après tout, la variole guérit souvent ; et quand on a usé du baume, rien ne prouve que le baume n'ait pas joué son rôle. Ah! si tu mettais la main sur quelque bonne réclame garantissant catégoriquement la guérison assurée d'une maladie notoirement incurable, ta cause serait gagnée ; et tes chers collègues, ne pouvant nier ni la réalité du mensonge, ni la réalité du danger public...

Comme ainsi je songeais, un superbe encadrement noir frappe mes yeux, au verso du frontispice de notre journal. Et au milieu, qu'aperçois-je ? Oh! la toile est digne du cadre : « Sirop dépuratif de X... Spécifique certain des affections tuberculeuses et cancéreuses. »

Happant au collet mon flagrant délit, je le traîne à la barre du tribunal des lundis. Ah ! cette fois, du moins, j'aurai obtenu un premier succès, un arrêt de mise en accusation... Vain espoir ! On passe aux débats ; et :

Attendu que tous les journaux insèrent des annonces ;

Que plus elles sont absurdes, moins elles risquent de faire des dupes;

Que celle-ci, notamment, vu son insenséisme exceptionnel, n'a pas chance de tenir longtemps l'affiche ;

Le Tribunal, par ces motifs, renvoie le prévenu des fins de la plainte.

C'est donc fini, bien fini devant la juridiction du *Lyon Médical*. Encaissez désormais en paix, mes chers collègues.

Mais condamné sans appel, me croiriez-vous sans recours ! Ah ! certes non, tant que ma voix affaiblie pourra réveiller dans les cœurs l'écho lointain d'un autre temps et d'une autre morale! Non, tant qu'il sera permis de plaider devant la plus haute cour pour le client le plus digne de pitié ; devant l'éternelle vérité pour l'éternelle faiblesse humaine! Vous d'abord, qui vous piquez de logique et à qui je ne puis refuser toute bonne foi, vous qui admettez des bornes à la crédulité populaire, pensez-vous que ceux qui l'exploitent, qui en vivent, n'en aient pas mieux que vous sondé la profondeur? C'est à vous que je parle, parce que seuls vous pouvez encore rougir, journalistes grands et petits, qui, loin de chasser les marchands du temple, leur en ouvrez les portes vénales. « Nous n'insérons que parce que nous savons que personne n'y croira, » osez-vous me dire en face!... A ce compte, donc, des milliers d'industriels consacreraient annuellement des millions à l'artistique plaisir de barioler vos colonnes de leurs innocentes petites drôleries ! Raillez et blaguez, boulevardiers mes bons amis. A votre aise. Gardez ou quittez, s'il vous gène pour compter vos écus, ce masque de naïf qui ne tient plus qu'à un fil. Votre pouvoir est sans limite : vous avez la main dans toutes les bourses comme le pied sur toutes les consciences. Mais il est une chose que je vous interdis, moi ; c'est, en ruinant mes pauvres clients, de dire que vous avez pu prendre leur avocat pour dupe! — Pourquoi feindre, d'ailleurs ? Et qui espérez-vous tromper plus que vous ne parvenez à vous tromper vous-même ? En dépit des arguties dont il lui plaît de se payer, en est-il un seul de vous, en effet, qui ignore de quel côté se trouve ici la raison, le droit, où est l'honneur, où serait le salut ? Oui ! le salut pour tous ; pour vous-mêmes, jouisseurs éperdus, qui sous votre démodé sourire de sceptique, cachez aussi mal la bassesse de vos appétits passés que l'amertume de vos déconvenues présentes. « Il vient une heure où les vérités bafouées s'affirment par des coups de tonnerre ! » (1) L'heure a sonné ! Ne sentez-vous pas le sol crevassé sous vos pieds ? Faut-il vous montrer les ruines encore fumantes ?

Et vous, nos gouvernants, qui chassez de la voie publique le misérable camelot, pressé par la faim, une seule fois surpris à dire aux passants : « A tout coup l'on gagne ! » n'entendez-vous donc pas l'opulent faiseur qui, pour arrondir son million, du haut d'une tribune cent fois plus retentissante, crie chaque matin : « A tout coup l'on guérit ! »

Vous donc, sans qui le mal ne pourrait s'accomplir, vous à qui les premiers il profite, et profite sans risques, choisissez, déterminez vous-mêmes la part qui vous revient dans les désastres que ce mal engendre. Si j'ai, sur ce point, la fibre plus chatouilleuse, c'est qu'un médecin touche de plus près qu'un autre les causes et les conséquences. Je connaissais, moi, dans la même ville, deux excellents citoyens : un pharmacien, un vieil employé du fisc. Ils vivaient paisibles, heureux sans se connaître, heureux de ne se point connaître, faisant honnêtement leur métier, honnêtement faisant lignée, qui de futurs petits plumitifs, qui de futurs petits apothicaires. Mais le Plutus moderne en a touché un de sa baguette dorée. Or, que peut faire un pharmacien pour *arriver ?* Mon

(1) Émile Augier : *La Contagion.*

Dieu, sans songer à mal, comme tant d'autres, un beau matin, en trois coups de trèfle, il bâcla son petit dépuratif, et n'eut garde de frustrer les contemporains du bienfait de sa découverte. Et mon brave bureaucrate lisant, relisant dans son journal une dissertation *ex professo* sur *les humeurs, les âcretés, une bile répandue, un sang vicié*, s'inquiète, se frappe, s'interroge. S'est-il, un jour, rappelé quelque minuscule péché de jeunesse ? Plus de paix, dès lors, et que de fois plus de pain, à son foyer déserté. Il y serait, d'ailleurs, que vous ne le reconnaîtriez pas. Sombre, hâve, morose, rongé de terreurs et de remords, négligeant le Morgon pour le bochet, la côtelette pour la revalescière,—quatre fois, comme on sait, plus nourrissante, — il va, loin de sa famille désolée, traîner un reste de vie, toujours en quête de nouveaux spécifiques, persuadé quoi qu'on fasse , invinciblement persuadé par cette funeste lecture de l'existence chez lui de tous les maux dont elle prétend lui apporter le remède.

Voilà une des mille, une des journalières atteintes du fléau. Voulez-vous maintenant un exemple du crime, du crime caractérisé ?

Dans une commune du canton de Givors, une femme comme il y en a tant, nourrice comme il y en a trop, avait déjà perdu, d'un mal resté inconnu, deux enfants en très-bas âge : *maladie de langueur*, disait-elle. Un troisième lui arrive, et peu à peu paraît devoir suivre le même chemin. Mais il résistait celui-là ; et sa maigreur squelettique, son faciès d'albâtre eurent le temps de donner l'éveil aux voisins déjà mis en défiance par l'issue des précédents nourrissages. On chuchotte, on se concerte, on va dénoncer le fait, et une information judiciaire constate que la misérable n'avait donné à ce pauvre petit, depuis sa naissance, d'autre aliment qu'une certaine farine dont elle exhiba la boîte. Et aux pressantes objurgations du magistrat, qu'opposait-elle ? Mon Dieu ! une seule explication, explication devant laquelle, sincère ou non, il fallut bien s'incliner : « J'avais cru,... j'avais lu dans les journaux... voyez dans quels termes elle est recommandée ! Ça s'appelle *trésor des enfants !* Pouvais-je mieux choisir ? »

Et, revenant au point de vue spécial dont ma situation fait presque pour moi une question personnelle, je conclus : « L'insertion des annonces est, surtout de la part des journaux de médecine, un acte qui ne comporte ni justification ni excuse. Celui qui le commet se fait volontairement et sciemment complice des mensonges éhontés de la réclame, et devient moralement responsable soit des malheurs accidentels, soit de l'abaissement du sens moral qui en sont la conséquence. »

J'écrivais ces lignes, il y a quinze ans, jour pour jour, Messieurs. Jugez si je dois les retirer aujourd'hui que, militaire, financière, littéraire et morale, notre lamentable histoire leur a donné le caractère d'une prophétie ! Et jugez si je pouvais abréger ou taire ce plaidoyer, alors que, il y a un an, en ayant offert les conclusions à l'un de nos plus populaires journaux de médecine qui m'avait, sur ce sujet, nommé et défié, je fus par une lettre que je garde, supplié, au nom de son intérêt, de vouloir bien renoncer à ma légitime demande de réponse.

J'avais promis un remède et, jusqu'ici, Messieurs, votre espoir est déçu. Avec une patience dont il va vous être tenu compte, vous entendez le moraliste ; mais vous attendez le législateur. Souffrez pourtant qu'il se récuse, et pour plus d'un motif. Contre une maladie chronique, invétérée, la pharmacie s'avoue impuissante, si elle n'est aidée par un changement de régime. De même, que vaut le meilleur article de loi sans la réforme des mœurs, cette hygiène de la médecine sociale ?

On s'y est essayé cependant ; il est si tentant de refaire l'humanité, de relever la fortune, la santé, la vertu de son pays, par trois lignes de texte !

Autoriser l'annonce, mais y interdire toute indication thérapeutique : tel est, dit-on, le Code russe, duquel M. A. Latour, en 1865, demandait chez nous l'application, certes, aussi peu cosaque que peu draconnienne. Mais déjà notre confrère Prunelle, maire de Lyon, l'avait décrétée, en 1834, pour l'affichage ; et, quoique ordonnée de nouveau, en 1851, par son successeur Reveil, on voit ce qu'il en est résulté.

De leur côté, plusieurs Sociétés de prévoyance médicale ont proposé de publier le nom des confrères qui patronnent les remèdes secrets préconisés par les annonces.

Moi-même, à deux reprises, en 1865, puis en 1879, je signalai au parquet l'exacte ressemblance qui existe entre certaines réclames et le délit d'escroquerie, tel que le définit l'article 405 du Code pénal : « Quiconque, en employant des manœuvres frauduleuses pour persuader l'existence d'un pouvoir ou d'un crédit imaginaire ou pour faire naître l'espérance d'un succès chimérique, etc. »

Enfin, rabattant de plus en plus de mes prétentions, je disais simplement à nos magistrats : « Lorsqu'un homme s'intitule publiquement « *ex-médecin en chef du service sanitaire,* » lorsque tel autre affirme que « *la supériorité et l'efficacité incontestables de son sirop ont été constatées par cinquante médecins des hôpitaux de Paris, membres de l'Académie de médecine* », serait-il indiscret de lui faire demander par le commissaire l'adresse de ce *service sanitaire* ? le nom de ces *cinquante académiciens* ?...

Hélas ! droit, raison, requêtes, faconde, véhémence enfiévrée, glaciale ou mordante ironie, tout autant de frais perdus. Quels qu'en soient le bien-fondé et la forme irréfutable, nulle réclamation ne prévaut contre la réclame. Vainement, dans sa candeur et dans son rôle de parfait rapporteur, M. Magues, de Toulouse, dit-il excellemment : « L'intérêt que MM. les journalistes ont à ménager les annonceurs des remèdes secrets ne saurait justifier leur conduite. Le devoir doit toujours passer avant l'intérêt. » Vainement, en 1851, notre collègue Lacour soulageait-il ainsi sa conscience indignée : « On invoque, en faveur de ce genre de publicité, les droits du citoyen, la liberté du commerce et de l'industrie, comme si ces droits pouvaient s'étendre jusqu'à blesser la morale et la pudeur publiques, jusqu'à compromettre la vie des hommes, comme si une industrie dangereuse et coupable pouvait invoquer la protection des lois ! » Bravo, mon ami : double bravo pour la plume et pour le cœur. Mais tout a changé depuis le temps où ces lignes généreuses exprimaient un espoir alors légitime. « *La légalité nous tue* », répétaient les doctrinaires de Louis-Philippe. C'est la liberté, maintenant, qui se fait notre meurtrière : Liberté de tout imprimer ; liberté de vociférer en public sur n'importe quoi, pour ou contre n'importe qui ; liberté de livrer ses enfants à Dieu ou au diable ; liberté surtout pour le fripon qu'on a rappelé à l'ordre, de faire payer au prix de fabrique son honneur endommagé... comptez, à côté des libertés *nécessaires*, combien il nous est né de libertés délétères !

Eh bien ! organe des intérêts de la société, le ministère public, malgré lui, est aussi un peu l'esclave du courant d'opinion qui la dirige et l'agite. Ne l'accusez-donc pas ce magistrat debout, s'il reste, plus que vous ne le souhaitez, assis devant nos instances ; si même il se lève pour conclure contre vous, dans le cas où quelque annonceur trop clairement désigné dans nos doléances publiques aurait déposé une bonne petite plainte en diffamation, dûment condimentée de la note de dommages-intérêts !

Mais j'y pense, et tout est sauvé !

C'est du mal, aujourd'hui, que nous vient le remède.

Vouloir mettre à la diète les appétits du siècle ! Folie. On n'arrête pas de si gros mangeurs : mais on peut les inviter à partager. Que fit, en pareille aventure, le chien-couchant, — pardon, le précurseur de l'école opportuniste, — devant les convoitises non moins dévorantes qui menaçaient le dîner commis à sa garde ?

Notre chien, se voyant trop faible contre eux tous,
Et que la chair courait un danger manifeste,
Voulut avoir sa part : et, lui sage, il leur dit :
Point de courroux, Messieurs ; mon lopin me suffit :
Faites votre profit du reste.

Écoutez ce sage, gouvernants de l'heure présente. Point de courroux, Messieurs. Prenez votre lopin, et prenez-le sans fausse honte. Qui déjeûne de l'alcool, dîne du tabac, lunche du jeu de piquet, peut bien, sans crainte d'indigestion, souper des annonces. Ouvrez donc à vos percepteurs cette nouvelle source de produits. Imposez le mensonge ; taxez l'impudence ; mettez double droit sur le cynisme ; triple et quadruple sur le proxénétisme privé ou public. La loi passera, n'en doutez pas. C'est mon fabuliste qui s'en porte garant :

> Et chacun de tirer, le mâtin, la canaille,
> A qui mieux mieux ; ils firent tous ripaille ;
> Chacun d'eux eut part au gâteau.

Traduction libre, pour le suffrage universel :

> Et chacun de voter, les meneurs, la centraille,
> A qui mieux mieux ; ils feront tous ripaille,
> Chacun trouvant sa part dans le nouvel impôt.

Sa part, c'est-à-dire un prochain dégrèvement pour son propre compte.

A l'œuvre donc, législateurs ! L'opinion est avec vous. D'où viendraient les opposants ? Et que pourraient-ils, d'ailleurs ?

> Si quelque scrupuleux, par des raisons frivoles,
> Veut défendre l'argent et dit le moindre mot,
> On lui fait voir qu'il est un sot.
> Il n'a pas de peine à se rendre :
> C'est bientôt le premier à prendre.

Le maître a parlé, Messieurs ; je ne saurais mieux dire.

J'ai dit.

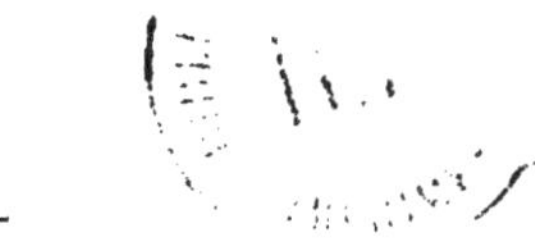

Lyon. Assoc. typ — Th. Giraud.

www.ingramcontent.com/pod-product-compliance
Lightning Source LLC
LaVergne TN
LVHW012022160826
845678LV00002B/983